Comprendre et Vivre avec l'Hypercholestérolémie Familiale : Un Guide Bienveillant

Introduction
- Objectifs du livre : fournir des informations essentielles, des conseils pratiques et un soutien émotionnel pour les personnes atteintes d'HF.
- Mise en contexte : brève explication de ce qu'est l'HF et de son impact sur la santé.

Chapitre 1 : Qu'est-ce que l'Hypercholestérolémie Familiale ?
- Définition de l'HF et ses causes génétiques.
- Prévalence de l'HF et comment elle se transmet au sein des familles.
- Comprendre le rôle du cholestérol dans le corps et pourquoi un excès de cholestérol est problématique.

Chapitre 2 : Le Diagnostic de l'HF
- Les signes et symptômes de l'HF.
- Les tests de dépistage et les critères diagnostiques.
- L'importance du dépistage précoce et de la prise en charge.

Chapitre 3 : Vivre avec l'Hypercholestérolémie Familiale
- Acceptation du diagnostic : les émotions et les ajustements nécessaires.
- Les défis quotidiens : la gestion du régime alimentaire, de l'exercice et du stress.
- L'impact de l'HF sur la vie sociale et familiale, et comment communiquer avec les proches.

Chapitre 4 : Traitement et Gestion de l'HF
- Options thérapeutiques : médicaments, régime alimentaire et mode de vie.
- Suivi médical régulier : importance des visites chez le spécialiste.
- Le rôle des groupes de soutien et des associations pour les patients atteints d'HF.

Chapitre 5 : Prévention des Complications
- Les risques associés à l'HF : maladies cardiovasculaires, accidents vasculaires cérébraux, etc.
- Stratégies pour minimiser les complications à long terme.
- L'importance de la prévention chez les membres de la famille.

Chapitre 6 : Espoir et Qualité de Vie
- Témoignages de patients vivant bien avec l'HF.
- L'optimisme et l'espoir comme moteurs de la gestion de l'HF.
- Conseils pour maintenir une bonne qualité de vie malgré la maladie.

Chapitre 7 : Ressources et Outils
- Références à des sites web, des livres et des organisations qui offrent des informations et du soutien.

Conclusion

Cher lecteur,

En ouvrant ce livre, vous tenez entre vos mains bien plus qu'un simple ouvrage sur l'hypercholestérolémie familiale (HF). Vous tenez un morceau de mon histoire, de notre histoire collective en tant que personnes vivant avec cette condition génétique. Je suis moi-même atteint d'HF, et c'est avec une profonde gratitude que je partage mon expérience avec vous aujourd'hui.

Lorsque j'ai été diagnostiqué, j'ai ressenti un mélange complexe d'émotions : la peur, l'inquiétude, la colère et même la confusion. Je me suis demandé pourquoi cela m'arrivait à moi, et comment je pourrais faire face à ce défi inattendu. Peut-être que vous avez ressenti ces mêmes émotions. Peut-être que vous vous posez les mêmes questions. Je tiens à vous dire que vous n'êtes pas seul dans ce voyage.

L'hypercholestérolémie familiale peut sembler effrayante, mais c'est aussi une opportunité de mieux comprendre notre corps, notre santé et notre résilience. Au fil des ans, j'ai appris que l'HF ne définit pas qui je suis, mais qu'elle fait partie de ma vie. Elle m'a poussé à prendre des décisions plus conscientes en matière de nutrition, d'exercice et de suivi médical. Elle m'a montré l'importance de la prévention et du soutien de ma famille et de mes amis.

Ce livre a pour vocation de vous accompagner dans votre propre parcours avec l'HF. Vous y trouverez des informations essentielles sur la maladie, des conseils pratiques pour la gestion quotidienne, et surtout, une source d'espoir. Vous découvrirez que malgré les défis, une vie épanouissante est à portée de main.

En partageant nos expériences, nos connaissances et notre soutien mutuel, nous pouvons transformer l'HF en une force positive qui nous pousse à vivre plus sainement, à prendre soin de nous-mêmes et à apprécier chaque jour qui nous est donné. Je vous invite à plonger dans ces pages avec un esprit ouvert, à poser des questions, à rechercher des réponses et à faire de ce voyage une aventure vers une meilleure santé et une meilleure qualité de vie.

Avec bienveillance,

Sarah

L'hypercholestérolémie familiale (HF) est une condition génétique qui touche des millions de personnes à travers le monde, et pourtant, elle demeure souvent méconnue et sous-diagnostiquée. En tant que spécialiste de l'HF, il me tient à cœur de vous accueillir dans les pages de ce livre, "Comprendre et Vivre avec l'Hypercholestérolémie Familiale : Un Guide Bienveillant", qui a pour mission d'apporter clarté, soutien et espoir à tous ceux qui sont touchés par cette condition.

Objectifs du livre : Fournir des Informations Essentielles, des Conseils Pratiques et un Soutien Emotionnel

Ce livre est né de la conviction que la connaissance est une arme puissante dans la lutte contre l'HF. Notre premier objectif est de vous fournir des informations essentielles et faciles à comprendre sur cette maladie complexe. Vous découvrirez ici ce qu'est l'HF, comment elle se transmet de génération en génération, et pourquoi elle exige une attention particulière.

Mais ce livre va au-delà de la simple explication de la maladie. Nous avons à cœur de vous offrir des conseils pratiques pour vivre au mieux avec l'HF. Vous y trouverez des stratégies de gestion au quotidien, des recommandations en matière de nutrition et d'exercice, ainsi que des informations sur les traitements disponibles. Notre objectif est de vous aider à prendre le contrôle de votre santé et à prendre des décisions éclairées.

Enfin, nous reconnaissons l'importance de l'aspect émotionnel de l'HF. Cette condition peut être source d'angoisse, de frustration et de questionnements profonds. Nous nous engageons à vous apporter un soutien émotionnel tout au long de votre parcours. Vous découvrirez des témoignages de personnes vivant avec l'HF, des conseils pour gérer le stress et les émotions, et des ressources pour trouver le soutien dont vous avez besoin.

Qu'est-ce que l'Hypercholestérolémie Familiale et Quel est son Impact sur la Santé ?

L'HF est une condition héréditaire qui se caractérise par des niveaux excessivement élevés de cholestérol LDL (le "mauvais cholestérol") dans le sang dès la naissance. Cette accumulation de cholestérol peut conduire à des dépôts graisseux dans les artères, augmentant considérablement le risque de maladies cardiovasculaires, d'accidents vasculaires cérébraux et d'autres complications graves.

L'impact de l'HF ne se limite pas aux aspects physiologiques. Elle peut également influencer la vie quotidienne, les relations familiales, et les perspectives d'avenir. Comprendre cette condition et apprendre à vivre avec elle sont des étapes essentielles pour préserver la santé et la qualité de vie des personnes atteintes d'HF.

Nous explorerons en détail les différents aspects de l'HF, depuis le diagnostic jusqu'à la gestion quotidienne, en passant par la prévention des complications.

Bienvenue dans ce voyage vers la compréhension et la gestion de l'hypercholestérolémie familiale.

Chapitre 1 : Qu'est-ce que l'Hypercholestérolémie Familiale ?

Définition de l'HF et ses causes génétiques.

Bienvenue dans le premier chapitre de notre exploration de l'hypercholestérolémie familiale (HF). Comprendre en profondeur cette condition génétique est la première étape essentielle pour mieux vivre avec elle. Dans ce chapitre, nous plongerons au cœur de l'HF en définissant la maladie et en examinant ses causes génétiques.

L'HF est une condition héréditaire qui se caractérise par des niveaux excessivement élevés de cholestérol LDL, également connu sous le nom de "mauvais cholestérol", dans le sang. Cette anomalie lipidique est présente dès la naissance, en raison de mutations génétiques spécifiques. Ces mutations altèrent le fonctionnement des récepteurs du LDL-cholestérol dans le foie, ce qui entraîne une diminution de l'élimination du cholestérol LDL du sang.

Nous explorerons en détail ces mécanismes génétiques complexes qui sous-tendent l'HF. Vous découvrirez comment les variations dans certains gènes, tels que les gènes du récepteur du LDL ou du PCSK9, peuvent influencer le métabolisme du cholestérol. Nous aborderons également l'hérédité de l'HF, en expliquant comment les mutations génétiques sont transmises au sein des familles, et pourquoi il est important de prendre en compte cette dimension dans le diagnostic et la gestion de la maladie.

Prévalence de l'HF et comment elle se transmet au sein des familles.

L'HF ne touche pas seulement quelques individus isolés, mais elle est bien plus répandue que l'on pourrait le penser. Sa prévalence varie selon les populations, mais en moyenne, elle concerne environ une personne sur 250 à une personne sur 500. Cette prévalence peut varier en fonction des régions géographiques et des groupes ethniques.

Ce chapitre se penchera sur la manière dont l'HF se transmet d'une génération à l'autre au sein des familles. Vous comprendrez pourquoi il est important de dépister la maladie chez les membres de la famille d'une personne diagnostiquée, car la transmission génétique de l'HF suit un modèle autosomique dominant. Cela signifie que chaque enfant d'un parent atteint d'HF a un risque de 50 % d'hériter de la mutation génétique à l'origine de la maladie.

Comprendre le rôle du cholestérol dans le corps et pourquoi un excès de cholestérol est problématique.

Le cholestérol est une substance lipidique essentielle à la vie. Il joue un rôle fondamental dans la constitution des membranes cellulaires, la production d'hormones, et la digestion des graisses. Cependant, comme pour beaucoup de choses dans la vie, l'équilibre est essentiel. Un excès de cholestérol, en particulier du cholestérol LDL, peut devenir problématique.

Ce chapitre vous expliquera en détail les fonctions du cholestérol dans le corps et pourquoi un surplus de cholestérol LDL peut contribuer au développement de l'athérosclérose, une condition caractérisée par le durcissement et le rétrécissement des artères. Vous comprendrez ainsi pourquoi la gestion du cholestérol est cruciale pour prévenir les maladies cardiovasculaires et les complications liées à l'HF.

En résumé, ce premier chapitre nous plongera au cœur de l'HF en définissant la maladie, en explorant ses bases génétiques, en abordant sa prévalence et son mode de transmission, et en clarifiant le rôle central du cholestérol dans le corps. Ce sont des connaissances fondamentales qui nous aideront à mieux comprendre les enjeux liés à l'HF et à poser les bases d'une gestion efficace de cette condition génétique.

Définition de l'HF et ses causes génétiques

L'hypercholestérolémie familiale (HF) est une condition génétique qui a une incidence significative sur la santé cardiovasculaire. Pour mieux comprendre cette maladie et son impact profond, nous allons commencer par explorer sa définition et les mécanismes génétiques qui la sous-tendent.

*Comprendre l'Hypercholestérolémie Familial

L'HF est une anomalie métabolique caractérisée par des taux excessivement élevés de cholestérol LDL (Low-Density Lipoprotein), couramment appelé le "mauvais cholestérol", dans le sang. Le cholestérol LDL est une substance lipidique qui transporte le cholestérol des cellules vers le foie, où il est éliminé du corps. Cependant, chez les personnes atteintes d'HF, ce mécanisme de régulation est compromis en raison de mutations génétiques spécifiques.

Les mutations génétiques responsables de l'HF affectent principalement deux types de gènes : ceux qui codent pour les récepteurs du cholestérol LDL et ceux qui régulent la production de cholestérol dans le foie. Parmi les récepteurs du LDL-cholestérol, le récepteur du LDL (LDLR) et la protéine de conversion du cholestérol pro protéine convertase subtilisine/kexine de type 9 (PCSK9) sont particulièrement importants.

Le LDLR est responsable de l'absorption du cholestérol LDL circulant dans le sang par les cellules du foie. Les mutations dans le gène LDLR réduisent la capacité des cellules du foie à éliminer le cholestérol LDL du sang, entraînant ainsi son accumulation.

La protéine PCSK9, quant à elle, régule la dégradation des récepteurs LDLR dans le foie. Lorsque la PCSK9 est en excès, elle détruit davantage de récepteurs LDLR, ce qui limite encore davantage la capacité du foie à éliminer le cholestérol LDL.

Ces anomalies génétiques entraînent une augmentation constante du cholestérol LDL circulant dans le sang, ce qui augmente considérablement le risque de dépôts graisseux dans les artères, appelés plaques d'athérosclérose. Ces plaques peuvent progressivement rétrécir les artères, réduire le flux sanguin vers les organes vitaux et augmenter le risque de maladies cardiovasculaires, telles que les crises cardiaques et les accidents vasculaires cérébraux.

L'HF peut se manifester dès l'enfance et persiste tout au long de la vie, à moins d'une intervention médicale adéquate. Bien que les mécanismes génétiques soient complexes, comprendre ces bases est essentiel pour saisir la nature de cette condition héréditaire et pour envisager des moyens de la gérer efficacement.

Prévalence de l'HF et comment elle se transmet au sein des familles

Maintenant que nous avons exploré la définition de l'hypercholestérolémie familiale (HF) et ses bases génétiques, il est temps de nous pencher sur sa prévalence et sur la manière dont cette condition héréditaire se transmet au sein des familles.

La Prévalence de l'Hypercholestérolémie Familiale

L'HF n'est pas une maladie rare, bien au contraire. Selon les données de recherche, elle touche environ une personne sur 250 à une personne sur 500 dans la population générale. Cependant, il est essentiel de noter que cette prévalence peut varier en fonction des régions géographiques et des groupes ethniques. Dans certaines populations, l'incidence de l'HF peut être plus élevée.

Ce large éventail de prévalence souligne l'importance de la sensibilisation et du dépistage de l'HF, car de nombreuses personnes atteintes de cette condition restent malheureusement non diagnostiquées. Le manque de conscience autour de l'HF peut entraîner des retards dans la prise en charge médicale, ce qui augmente le risque de complications graves liées à un cholestérol LDL excessivement élevé.

Transmission Héréditaire de l'HF

L'un des aspects les plus frappants de l'HF est sa transmission génétique au sein des familles. Cette maladie suit un modèle autosomique dominant, ce qui signifie qu'une seule copie mutée du gène responsable de l'HF est nécessaire pour développer la maladie.

Si l'un des parents est atteint d'HF et porte une mutation génétique, chaque enfant a un risque de 50 % d'hériter de la mutation. Cela signifie que dans une fratrie, certains enfants peuvent être touchés par l'HF tandis que d'autres ne le seront pas, même s'ils ont le même parent atteint.

Il est donc essentiel que les familles comprennent le risque génétique associé à l'HF et envisagent un dépistage précoce chez les membres susceptibles d'être porteurs de la mutation génétique. Le dépistage peut se faire par le biais d'analyses sanguines pour mesurer les niveaux de cholestérol LDL et par des tests génétiques pour identifier les mutations spécifiques associées à l'HF.

Le dépistage précoce et la prise en charge adaptée peuvent aider à prévenir les complications graves liées à l'HF. Ils permettent également de mettre en place des stratégies de prévention pour les membres de la famille à risque.

En résumé, la prévalence de l'HF varie en fonction de la région géographique et de l'origine ethnique, mais elle est plus fréquente qu'on ne le pense souvent. Comprendre le mode de transmission génétique de l'HF est essentiel pour sensibiliser les familles à leur risque et pour encourager un dépistage précoce.

Comprendre le rôle du cholestérol dans le corps et pourquoi un excès de cholestérol est problématique

Pour saisir pleinement les enjeux de l'hypercholestérolémie familiale (HF) et pourquoi un excès de cholestérol peut être problématique, il est crucial de comprendre en profondeur le rôle que joue le cholestérol dans notre corps.

Le Cholestérol : Une Molécule Essentielle

Le cholestérol est une molécule lipidique fondamentale dans notre organisme. Il est nécessaire à de nombreuses fonctions vitales, notamment :

1. Constitution des membranes cellulaires : Le cholestérol est un composant majeur des membranes qui entourent nos cellules. Il contribue à leur structure et à leur stabilité, assurant ainsi leur intégrité et leur fonctionnement.

2. Production d'hormones : Le cholestérol est un précurseur essentiel dans la synthèse d'hormones telles que les hormones sexuelles (œstrogènes, progestérone, testostérone) et les hormones stéroïdiennes (cortisol, aldostérone).

3. Digestion des graisses : Dans le tube digestif, le cholestérol est essentiel à la formation des sels biliaires, qui sont nécessaires à la digestion et à l'absorption des graisses alimentaires.

Le Bon Équilibre du Cholestérol

Le cholestérol est transporté dans le sang sous forme de lipoprotéines. Deux types de lipoprotéines sont particulièrement importants : le cholestérol LDL (Low-Density Lipoprotein) et le cholestérol HDL (High-Density Lipoprotein).

- Le cholestérol LDL est souvent désigné comme le "mauvais cholestérol". Son rôle principal est de transporter le cholestérol des organes hépatiques vers les cellules dans tout le corps. Cependant, lorsque les niveaux de cholestérol LDL sont excessivement élevés, il peut s'accumuler dans les parois des artères, formant ainsi des plaques d'athérosclérose.

- À l'inverse, le cholestérol HDL est souvent qualifié de "bon cholestérol". Il a pour mission de récupérer le cholestérol en excès dans le sang et de le transporter vers le foie pour élimination. Un taux élevé de cholestérol HDL est généralement considéré comme bénéfique pour la santé cardiovasculaire.

Les Risques d'un Excès de Cholestérol LDL

Un excès de cholestérol LDL dans le sang est problématique pour plusieurs raisons. Tout d'abord, il favorise la formation de plaques d'athérosclérose dans les artères, ce qui peut entraîner un rétrécissement des vaisseaux sanguins et une réduction du flux sanguin vers les organes vitaux.

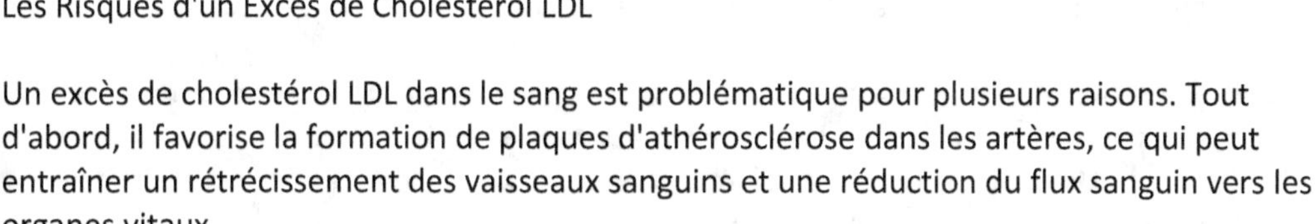

De plus, si une plaque d'athérosclérose se rompt, cela peut déclencher la formation d'un caillot sanguin, entraînant potentiellement une crise cardiaque ou un accident vasculaire cérébral.

En conclusion, comprendre le rôle du cholestérol dans notre corps et les conséquences d'un excès de cholestérol LDL est essentiel pour appréhender les enjeux de l'hypercholestérolémie familiale. Dans les chapitres suivants, nous explorerons en détail la prise en charge de l'HF, y compris les méthodes de dépistage, les options de traitement et les stratégies de prévention pour maintenir une bonne santé cardiovasculaire malgré cette condition génétique.

Chapitre 2 : Le Diagnostic de l'Hypercholestérolémie Familiale

Le diagnostic de l'hypercholestérolémie familiale (HF) est une étape cruciale sur le chemin de la compréhension et de la gestion de cette condition génétique. Dans ce deuxième chapitre, nous explorerons en détail le processus de diagnostic de l'HF, en nous penchant sur les signes et symptômes caractéristiques, les tests de dépistage, les critères diagnostiques et l'importance vitale du dépistage précoce et de la prise en charge.

Les Signes et Symptômes de l'HF

L'HF est souvent qualifiée de "maladie silencieuse" en raison du fait qu'elle peut être asymptomatique pendant de nombreuses années. Cependant, certains signes et symptômes peuvent se manifester chez les personnes atteintes, bien que ceux-ci ne soient généralement pas spécifiques à l'HF. Parmi les manifestations possibles, on peut citer :

- Xanthomes : Des dépôts graisseux jaunâtres sous la peau, en particulier autour des tendons, peuvent être visibles chez certaines personnes atteintes d'HF.
- Arc cornéen : Un anneau grisâtre ou blanc autour de la cornée de l'œil peut parfois être observé chez les personnes atteintes d'HF.
- Crise cardiaque précoce : Chez certains individus, une crise cardiaque peut survenir à un âge relativement jeune, parfois dès la trentaine.

Il est important de noter que de nombreuses personnes atteintes d'HF ne présentent pas de symptômes évidents. C'est pourquoi le diagnostic précoce est essentiel pour identifier la condition et mettre en place des mesures de prévention appropriées.

Les Tests de Dépistage et les Critères Diagnostiques

Le diagnostic de l'HF repose sur des évaluations cliniques et des tests de laboratoire spécifiques. Les tests de dépistage couramment utilisés comprennent des analyses sanguines pour mesurer les taux de cholestérol total, de cholestérol LDL et d'autres lipides sanguins. Cependant, les critères diagnostiques peuvent varier selon les régions et les organismes de santé. En général, un diagnostic d'HF est envisagé lorsque :

- Les taux de cholestérol LDL sont nettement élevés.
- Des antécédents familiaux de cholestérol élevé ou de maladies cardiovasculaires sont présents.
- Des caractéristiques physiques telles que des xanthomes ou un arc cornéen sont observées.
- Des tests génétiques confirment la présence de mutations responsables de l'HF.

Le diagnostic précoce de l'HF est crucial car il permet d'initier rapidement une prise en charge appropriée, de réduire le risque de complications cardiovasculaires graves et d'identifier les membres de la famille à risque.

L'Importance du Dépistage Précoce et de la Prise en Charge

Le dépistage précoce de l'HF est un enjeu majeur pour prévenir les conséquences potentiellement dévastatrices de cette condition génétique. Plus tôt l'HF est diagnostiquée, plus tôt des mesures telles que la modification du régime alimentaire, l'exercice physique, et éventuellement des médicaments, peuvent être mises en place pour réduire les niveaux de cholestérol LDL et minimiser les risques.

Dans les sections à venir de ce chapitre, nous explorerons plus en détail les différentes étapes du diagnostic de l'HF, y compris les recommandations de dépistage, les méthodes de diagnostic, et les implications du diagnostic sur la vie quotidienne. Nous aborderons également les mesures de prévention et les options de traitement qui peuvent améliorer la qualité de vie des personnes atteintes d'HF.

Les Signes et Symptômes de l'Hypercholestérolémie Familiale

L'hypercholestérolémie familiale (HF) est souvent qualifiée de "maladie silencieuse" en raison de son caractère souvent asymptomatique. Cependant, il est essentiel de comprendre les signes et les symptômes potentiels qui peuvent être associés à cette condition génétique, car ils peuvent varier d'une personne à l'autre et fournir des indications précieuses pour le diagnostic précoce.

Xanthomes : Les Signes Physiques de l'HF

Parmi les manifestations cliniques les plus caractéristiques de l'HF, on trouve les xanthomes, qui sont des dépôts graisseux jaunâtres ou blancs qui se forment sous la peau. Ces xanthomes sont plus fréquemment observés autour des tendons, en particulier au niveau des coudes, des genoux, des talons, et des doigts. Les xanthomes peuvent varier en taille, de petits nodules à des lésions plus importantes.

Les xanthomes résultent de l'accumulation de cholestérol LDL dans les tissus cutanés. Lorsque les taux de cholestérol LDL sont excessivement élevés dans le sang, le cholestérol peut s'infiltrer dans la peau et former ces lésions caractéristiques. Les xanthomes ne sont généralement pas douloureux, mais leur présence peut être préoccupante du point de vue esthétique et peut indiquer un risque accru de maladies cardiovasculaires.

Arc Cornéen : Un Signe Oculaire

Un autre signe oculaire qui peut être associé à l'HF est l'arc cornéen, également appelé arc sénile. C'est un anneau grisâtre ou blanc qui se forme autour de la cornée de l'œil. Bien que l'arc cornéen soit plus fréquent chez les personnes âgées, il peut également apparaître chez des individus plus jeunes atteints d'HF. La présence de cet anneau peut être détectée lors d'un examen ophtalmologique.

Il est important de noter que l'arc cornéen n'est pas spécifique à l'HF et peut également être observé dans d'autres conditions médicales. Cependant, lorsqu'il est associé à d'autres facteurs de risque, il peut alerter les professionnels de la santé sur la possibilité d'une hypercholestérolémie sous-jacente.

Crise Cardiaque Précoce : Un Risque Réel

Bien que la majorité des personnes atteintes d'HF ne présentent pas de symptômes évidents, certains individus peuvent connaître une crise cardiaque précoce, parfois dès la trentaine. Cela peut être particulièrement préoccupant, car les crises cardiaques à un âge relativement jeune sont rares chez la population générale.

Les crises cardiaques précoces peuvent être dues à la formation précoce de plaques d'athérosclérose dans les artères coronaires, en raison des niveaux élevés de cholestérol LDL circulant dans le sang. Ces plaques peuvent entraîner un rétrécissement des artères coronaires, limitant ainsi l'apport en oxygène au muscle cardiaque et augmentant le risque de crise cardiaque.

Il est important de noter que, même en l'absence de symptômes spécifiques, la présence d'un parent atteint d'HF ou d'une histoire familiale de cholestérol élevé et de maladies cardiaques devrait susciter une vigilance accrue. Le dépistage précoce et la prise en charge sont essentiels pour identifier l'HF chez les personnes à risque et réduire les conséquences potentielles de cette condition génétique.

Les Tests de Dépistage et les Critères Diagnostiques

Maintenant que nous avons exploré les signes et symptômes potentiels de l'hypercholestérolémie familiale (HF), plongeons dans le processus de diagnostic de cette condition génétique. Le diagnostic précoce de l'HF est essentiel pour mettre en place des mesures de prévention et de traitement appropriées.

Les Tests de Dépistage de l'HF

Le dépistage de l'HF repose principalement sur des analyses sanguines pour mesurer les taux de cholestérol et d'autres lipides circulants dans le sang. Les tests les plus couramment utilisés sont les suivants :

1. Dosage du Cholestérol Total : Le cholestérol total comprend le cholestérol LDL (mauvais cholestérol) et le cholestérol HDL (bon cholestérol). Un taux de cholestérol total élevé peut indiquer un problème de métabolisme des lipides.

2. Dosage du Cholestérol LDL : Le cholestérol LDL est un indicateur clé de l'HF, car il est généralement élevé chez les personnes atteintes de cette condition. Les niveaux élevés de cholestérol LDL sont un facteur de risque majeur pour les maladies cardiovasculaires.

3. Dosage du Cholestérol HDL : Le cholestérol HDL est considéré comme le "bon cholestérol" car il aide à éliminer le cholestérol des artères. Des niveaux élevés de cholestérol HDL peuvent réduire le risque de maladies cardiovasculaires.

4. Dosage des Triglycérides : Les triglycérides sont une autre forme de lipides présents dans le sang. Des niveaux élevés de triglycérides peuvent également être associés à un risque accru de maladies cardiovasculaires.

Critères Diagnostiques de l'HF

Les critères diagnostiques de l'HF peuvent varier légèrement en fonction des recommandations nationales et des organismes de santé. Cependant, certains éléments clés sont généralement pris en compte pour établir un diagnostic d'HF. Parmi les critères diagnostiques couramment utilisés, on trouve :

1. Niveaux Élevés de Cholestérol LDL : Les niveaux de cholestérol LDL doivent être nettement élevés par rapport à la normale. Le seuil spécifique peut varier, mais il est généralement considéré comme élevé lorsque les taux dépassent 190 milligrammes par décilitre (mg/dL).

2. Antécédents Familiaux : La présence d'antécédents familiaux de cholestérol élevé ou de maladies cardiovasculaires, en particulier chez les parents de premier degré (frères, sœurs, parents), est prise en compte. Si un parent proche est atteint d'HF, cela peut augmenter le soupçon de la maladie.

3. Caractéristiques Physiques : La présence de xanthomes (dépôts graisseux sous la peau) ou d'un arc cornéen (anneau autour de la cornée de l'œil) peut également être prise en compte dans le diagnostic.

4. Tests Génétiques : Les tests génétiques peuvent être utilisés pour confirmer la présence de mutations génétiques spécifiques associées à l'HF. Cependant, ils ne sont pas toujours nécessaires pour le diagnostic.

Il est important de noter que l'HF peut se manifester de manière variable d'une personne à l'autre, ce qui rend le diagnostic parfois complexe. C'est pourquoi il est essentiel de consulter un professionnel de la santé pour évaluer les symptômes, les antécédents familiaux et les résultats des tests sanguins.

L'Importance du Dépistage Précoce et de la Prise en Charge

Le diagnostic précoce de l'hypercholestérolémie familiale (HF) est d'une importance cruciale pour éviter les complications potentiellement graves de cette condition génétique. Dans cette troisième partie du chapitre, nous aborderons en détail l'importance du dépistage précoce et de la prise en charge de l'HF.

Dépistage Précoce : Un Atout Majeur

Le dépistage précoce de l'HF est essentiel pour plusieurs raisons :

1. Prévenir les Complications Cardiovasculaires : L'HF est associée à un risque significativement accru de maladies cardiovasculaires précoces, y compris les crises

cardiaques et les accidents vasculaires cérébraux. Le dépistage précoce permet d'identifier les personnes à risque et de prendre des mesures pour réduire ce risque.

2. Initier une Prise en Charge Appropriée : Plus tôt l'HF est diagnostiquée, plus tôt des mesures de prévention et de traitement peuvent être mises en place. Cela peut inclure des modifications du mode de vie, des médicaments pour réduire les niveaux de cholestérol LDL, et un suivi médical régulier.

3. Identifier les Membres de la Famille à Risque : Lorsqu'un individu est diagnostiqué avec HF, il est crucial de rechercher d'autres membres de la famille qui pourraient également être atteints. Le dépistage précoce au sein de la famille permet d'identifier d'autres personnes à risque et de mettre en place des mesures préventives.

Stratégies de Prise en Charge de l'HF

La prise en charge de l'HF repose sur une approche multidisciplinaire, impliquant souvent plusieurs professionnels de la santé, notamment les médecins de famille, les cardiologues, les nutritionnistes et les généticiens. Voici quelques-unes des stratégies de prise en charge couramment utilisées :

1. Modification du Régime Alimentaire : Les personnes atteintes d'HF sont encouragées à adopter un régime alimentaire sain, pauvre en graisses saturées et en cholestérol. Cela peut aider à réduire les niveaux de cholestérol LDL.

2. Exercice Physique : L'activité physique régulière peut contribuer à améliorer le profil lipidique et à renforcer la santé cardiovasculaire.

3. Médicaments : Dans de nombreux cas, des médicaments, tels que les statines, peuvent être prescrits pour réduire les niveaux de cholestérol LDL à des niveaux plus sains.

4. Suivi Médical Régulier : Les personnes atteintes d'HF doivent bénéficier d'un suivi médical régulier pour surveiller leur taux de cholestérol, leur tension artérielle, et évaluer leur risque cardiovasculaire global.

5. Éducation et Soutien : L'éducation des patients et le soutien psychosocial jouent un rôle essentiel dans la prise en charge de l'HF. Comprendre la condition et les mesures préventives est fondamental pour une gestion efficace.

L'Engagement de la Famille et de la Communauté

L'HF est une condition génétique qui peut affecter plusieurs membres d'une même famille. Par conséquent, l'engagement de la famille et de la communauté est précieux. La sensibilisation, l'éducation et le soutien mutuel peuvent contribuer à améliorer la qualité de vie des personnes atteintes d'HF et à réduire les risques de complications.

En conclusion, le dépistage précoce et la prise en charge de l'HF sont des éléments essentiels pour prévenir les conséquences graves de cette condition génétique. Il est impératif que les individus à risque se soumettent régulièrement à des tests de dépistage et collaborent étroitement avec leurs professionnels de la santé pour maintenir une bonne santé cardiovasculaire malgré l'HF.

Chapitre 3 : Vivre avec l'Hypercholestérolémie Familiale

Le diagnostic d'hypercholestérolémie familiale (HF) peut être un moment de bouleversement émotionnel, de questionnements et d'ajustements importants dans la vie d'une personne et de sa famille. Dans ce troisième chapitre, nous aborderons les aspects essentiels de la vie avec l'HF, en commençant par l'acceptation du diagnostic et les émotions qui l'accompagnent. Nous explorerons ensuite les défis quotidiens liés à la gestion du régime alimentaire, de l'exercice et du stress, et enfin, nous discuterons de l'impact de l'HF sur la vie sociale et familiale, ainsi que de la manière de communiquer avec les proches.

Acceptation du Diagnostic : Les Émotions et les Ajustements Nécessaires

Le moment où l'on reçoit un diagnostic d'HF peut être bouleversant. Les émotions telles que la surprise, la tristesse, la colère et la peur peuvent surgir. Il est parfaitement normal de ressentir ces émotions, car l'HF est une condition médicale qui nécessite une prise en charge à long terme.

Accepter son diagnostic est une étape cruciale. Cela implique de comprendre la nature de l'HF, ses implications pour la santé et les mesures de prévention et de traitement disponibles. Il est également important de s'entourer d'une équipe de professionnels de la santé compétents et de chercher un soutien émotionnel auprès de la famille, des amis ou de groupes de soutien.

Les Défis Quotidiens : Gestion du Régime Alimentaire, de l'Exercice et du Stress

La gestion quotidienne de l'HF peut être complexe, mais elle est essentielle pour maintenir une bonne santé cardiovasculaire. Les principaux défis incluent :

1. Gestion du Régime Alimentaire : Adopter un régime alimentaire sain, pauvre en graisses saturées et en cholestérol, peut aider à réduire les niveaux de cholestérol LDL. Cela nécessite une planification des repas, la lecture des étiquettes nutritionnelles et la prise de décisions alimentaires éclairées.

2. L'Exercice Physique : L'activité physique régulière est bénéfique pour la santé cardiovasculaire. Il est important de trouver un programme d'exercice adapté à ses capacités et de le maintenir sur le long terme.

3. Gestion du Stress : Le stress peut avoir un impact négatif sur la santé cardiovasculaire. Apprendre des techniques de gestion du stress, telles que la méditation, la respiration profonde et la relaxation, peut être utile.

L'Impact de l'HF sur la Vie Sociale et Familiale, et la Communication avec les Proches

Vivre avec l'HF peut également avoir des répercussions sur la vie sociale et familiale. Les contraintes liées au régime alimentaire et aux médicaments peuvent parfois affecter les activités sociales. Il est important de communiquer ouvertement avec la famille et les amis pour expliquer les besoins spécifiques liés à l'HF et rechercher leur soutien.

La communication avec les proches est essentielle pour éviter les malentendus et les préjugés. Cela peut également aider à sensibiliser la famille aux risques potentiels de l'HF, ce qui est particulièrement important si d'autres membres de la famille sont également atteints.

En résumé, vivre avec l'HF peut présenter des défis émotionnels et pratiques, mais une gestion adéquate de la condition, le soutien de la famille et des amis, et une communication ouverte peuvent contribuer à améliorer la qualité de vie et à prévenir les complications cardiovasculaires. Dans les sections à venir de ce chapitre, nous explorerons en détail ces aspects de la vie avec l'HF, en fournissant des conseils pratiques et des ressources pour aider les personnes atteintes d'HF et leurs proches à faire face à cette condition génétique.

Acceptation du Diagnostic : Les Émotions et les Ajustements Nécessaires

Lorsqu'une personne reçoit un diagnostic d'hypercholestérolémie familiale (HF), cela peut être un moment déstabilisant, émotionnellement chargé, et souvent accompagné de nombreuses questions. Dans cette première partie du chapitre, nous explorerons l'aspect humain de la vie avec l'HF, en mettant l'accent sur l'acceptation du diagnostic, les émotions qui peuvent surgir, et les ajustements nécessaires pour faire face à cette condition génétique.

Un Diagnostic Qui Bouleverse

Le diagnostic d'HF peut être un choc pour de nombreuses personnes. La réalisation que l'on est atteint d'une condition génétique qui affecte la santé cardiovasculaire peut susciter un large éventail d'émotions, notamment :

- La Surprise : L'HF est souvent méconnue du grand public, et beaucoup de personnes sont surprises d'apprendre qu'elles sont atteintes de cette condition génétique.

- La Tristesse : Le fait de savoir que l'on est confronté à une condition médicale chronique peut provoquer de la tristesse et de l'anxiété.

- La Colère : Certaines personnes ressentent de la colère face au fait d'avoir à gérer une condition génétique qui peut sembler injuste.

- La Peur : La peur de l'avenir, des complications cardiovasculaires, et de l'impact sur la qualité de vie peut être une émotion très présente.

- La Confusion : Comprendre ce qu'est l'HF, comment elle affecte la santé, et quelles sont les mesures à prendre peut-être déconcertant.

L'Acceptation : Une Étape Cruciale

L'une des premières étapes dans le parcours de vie avec l'HF est l'acceptation du diagnostic. Il est essentiel de comprendre que l'HF est une condition que l'on peut gérer avec succès, mais cela nécessite de l'engagement, de la persévérance et le soutien approprié.

L'acceptation n'est pas un processus linéaire, et chaque individu vit ce processus à sa manière. Il est important de se donner le temps de faire face aux émotions qui surgissent à la suite du diagnostic et de rechercher un soutien émotionnel auprès de la famille, des amis, ou de groupes de soutien.

La Puissance de l'Éducation

L'éducation est un outil puissant pour surmonter l'incertitude qui peut accompagner le diagnostic d'HF. Plus vous en apprenez sur la condition, ses implications pour la santé, et les mesures de prévention et de traitement disponibles, plus vous serez en mesure de prendre des décisions éclairées concernant votre santé.

Dans les sections suivantes de ce chapitre, nous explorerons les stratégies pour vivre une vie épanouissante avec l'HF, en commençant par les ajustements nécessaires dans le régime alimentaire, l'exercice et la gestion du stress. Nous examinerons également l'impact de l'HF sur la vie sociale et familiale, et la manière de communiquer avec les proches pour créer un environnement de soutien propice à une meilleure qualité de vie malgré cette condition génétique.

Les Défis Quotidiens : Gestion du Régime Alimentaire, de l'Exercice et du Stress

La gestion quotidienne de l'hypercholestérolémie familiale (HF) est un aspect essentiel de la prise en charge de cette condition génétique. Dans cette deuxième partie du chapitre, nous explorerons les défis que pose la gestion du régime alimentaire, de l'exercice et du stress pour les personnes atteintes d'HF, ainsi que les stratégies pour surmonter ces défis.

Gestion du Régime Alimentaire : Les Fondements de la Santé Cardiovasculaire

La gestion du régime alimentaire est l'un des piliers les plus importants de la prise en charge de l'HF. Voici quelques principes clés :

1. Réduire les Graisses Saturées et le Cholestérol : Les personnes atteintes d'HF doivent limiter leur consommation de graisses saturées et de cholestérol alimentaire. Cela signifie éviter les aliments riches en graisses saturées, tels que les viandes grasses, les produits laitiers entiers et les aliments transformés contenant des huiles partiellement hydrogénées.

2. Opter pour les Graisses Saines : Les graisses insaturées, telles que celles présentes dans les avocats, les noix, les graines et l'huile d'olive, peuvent être bénéfiques pour la santé cardiovasculaire.

3. Augmenter la Consommation de Fruits et de Légumes : Les fruits et les légumes sont riches en fibres, en antioxydants et en nutriments essentiels. Ils doivent constituer une part importante du régime alimentaire.

4. Limiter les Sucres Ajoutés et les Aliments Transformés : Les aliments riches en sucres ajoutés et en ingrédients transformés sont souvent pauvres en nutriments essentiels et peuvent contribuer à la prise de poids et aux problèmes de santé cardiovasculaire.

5. Suivre les Recommandations Médicales : Les professionnels de la santé peuvent fournir des recommandations spécifiques sur la nutrition, en fonction des besoins individuels. Il est important de suivre ces conseils de manière rigoureuse.

L'Exercice Physique : Un Soutien pour la Santé Cardiovasculaire

L'activité physique régulière est un élément essentiel pour maintenir la santé cardiovasculaire, même en présence d'HF. Voici quelques points importants à considérer :

1. Trouver un Programme d'Exercice Adapté : Il est essentiel de choisir un programme d'exercice adapté à ses capacités physiques et à ses préférences. Cela peut inclure la marche, la natation, le vélo ou d'autres activités.

2. Rester Consistant : La régularité est la clé. L'exercice doit devenir une habitude pour bénéficier pleinement de ses avantages.

3. Consultation Médicale : Avant de commencer un programme d'exercice intense, il est conseillé de consulter un professionnel de la santé pour s'assurer qu'il est sûr et approprié.

Gestion du Stress : Préserver la Santé Mentale et Cardiovasculaire

La gestion du stress est souvent sous-estimée, mais elle joue un rôle crucial dans la santé cardiovasculaire. Voici des stratégies pour gérer le stress :

1. Techniques de Relaxation : La méditation, la respiration profonde, le yoga et d'autres techniques de relaxation peuvent aider à réduire le stress.

2. Gestion du Temps : Organiser son temps de manière efficace peut réduire les sources de stress liées à la pression temporelle.

3. Soutien Psychologique : Le soutien d'un psychologue ou d'un conseiller peut être utile pour gérer le stress et les émotions liées à l'HF.

En conclusion, la gestion du régime alimentaire, de l'exercice et du stress est essentielle pour maintenir une bonne santé cardiovasculaire malgré l'hypercholestérolémie familiale. Il est important de créer un plan de gestion personnalisé en collaboration avec les professionnels de la santé pour relever ces défis quotidiens de manière efficace. Dans les sections à venir de ce chapitre, nous explorerons l'impact de l'HF sur la vie sociale et familiale, ainsi que des stratégies pour communiquer avec les proches et construire un réseau de soutien solide.

L'Impact de l'HF sur la Vie Sociale et Familiale, et Comment Communiquer avec les Proches

L'hypercholestérolémie familiale (HF) ne touche pas seulement la personne atteinte, elle a également des répercussions sur la vie sociale et familiale de celle-ci. Dans cette dernière partie du chapitre, nous explorerons l'impact de l'HF sur les relations familiales et sociales, ainsi que des stratégies pour communiquer efficacement avec les proches.

L'Impact de l'HF sur la Vie Sociale

Lorsqu'une personne est atteinte d'HF, elle peut être confrontée à divers défis sur le plan social :

1. Contraintes Alimentaires : Les restrictions alimentaires nécessaires pour gérer l'HF peuvent rendre difficile la participation à des repas sociaux, des dîners chez des amis ou des événements familiaux.

2. Pressions Sociales : Les pressions sociales pour consommer des aliments riches en graisses saturées et en cholestérol peuvent être difficiles à gérer. Il est important de rester ferme dans sa décision de suivre un régime alimentaire sain.

3. Sensibilisation : Les amis et les membres de la famille peuvent ne pas être pleinement conscients de ce qu'implique l'HF et des risques qu'elle comporte. Cela peut parfois conduire à des malentendus ou à une minimisation de la condition.

L'Impact de l'HF sur la Vie Familiale

L'HF est souvent héréditaire, ce qui signifie qu'elle peut affecter plusieurs membres d'une même famille. Cela peut avoir un impact sur les relations familiales de plusieurs manières :

1. Antécédents Familiaux : La découverte de l'HF chez un membre de la famille peut susciter des inquiétudes quant au risque pour les autres membres de la famille.

2. Responsabilité Familiale : Les parents atteints d'HF peuvent ressentir une responsabilité accrue pour sensibiliser leurs enfants à la condition et les aider à adopter des habitudes de vie saines.

3. Soutien Mutuel : Les familles peuvent offrir un soutien mutuel en partageant leurs expériences et en travaillant ensemble pour maintenir une alimentation saine et un mode de vie actif.

La Communication avec les Proches

La communication ouverte et honnête avec les proches est essentielle pour faire face à l'impact de l'HF sur les relations sociales et familiales. Voici quelques conseils pour une communication efficace :

1. Éduquer les Proches : Prenez le temps d'expliquer ce qu'est l'HF, pourquoi il est important de suivre un régime alimentaire spécifique, et quel est le risque pour les membres de la famille. Plus vos proches comprennent, plus ils seront en mesure de vous soutenir.

2. Exprimer ses Besoins : Ne pas hésiter à exprimer ses besoins en matière de régime alimentaire et de mode de vie. La communication ouverte permet de s'assurer que les proches comprennent les choix et les limitations.

3. Rechercher le Soutien : Rejoindre des groupes de soutien ou des communautés en ligne peut être bénéfique. Vous pourrez y partager vos expériences, obtenir des conseils et trouver un soutien auprès de personnes qui vivent des situations similaires.

En fin de compte, l'HF peut avoir des répercussions sur la vie sociale et familiale, mais avec une communication ouverte, de l'éducation et un soutien mutuel, il est possible de surmonter ces défis. Dans les chapitres suivants de ce livre, nous explorerons d'autres aspects de la vie avec l'HF, en fournissant des conseils pratiques pour maintenir une bonne santé cardiovasculaire malgré cette condition génétique.

Chapitre 4 : Traitement et Gestion de l'Hypercholestérolémie Familiale

Maintenant que nous avons exploré en profondeur les différents aspects de l'hypercholestérolémie familiale (HF), il est temps de se concentrer sur le chapitre 4, où nous aborderons le traitement et la gestion de l'HF. Ce chapitre se penchera sur les options thérapeutiques disponibles, qui comprennent les médicaments, les modifications du régime alimentaire et du mode de vie, ainsi que l'importance des visites médicales régulières chez les spécialistes. Nous examinerons également le rôle crucial des groupes de soutien et des associations pour les patients atteints d'HF.

Options Thérapeutiques : Médicaments, Régime Alimentaire et Mode de Vie

La gestion de l'HF repose sur une approche multidisciplinaire qui combine différentes stratégies. Dans cette première section, nous explorerons ces options thérapeutiques en détail :

1. Médicaments : Les médicaments, notamment les statines, sont couramment prescrits pour réduire les niveaux de cholestérol LDL chez les personnes atteintes d'HF. Nous examinerons les différents types de médicaments disponibles, leur efficacité et leurs effets secondaires potentiels.

2. Régime Alimentaire : Une alimentation saine est un pilier fondamental de la gestion de l'HF. Nous discuterons des principes clés d'un régime alimentaire adapté à l'HF, y compris la réduction des graisses saturées et du cholestérol, la consommation de graisses saines, et l'importance des fibres et des antioxydants.

3. Mode de Vie : Les choix de mode de vie, tels que l'activité physique régulière, la gestion du stress et l'évitement du tabac, jouent un rôle essentiel dans la santé cardiovasculaire. Nous explorerons les moyens de maintenir un mode de vie sain en dépit de l'HF.

Suivi Médical Régulier : Importance des Visites chez le Spécialiste

La prise en charge de l'HF nécessite un suivi médical régulier, en particulier par des spécialistes de la lipidologie et de la cardiologie. Dans cette section, nous mettrons en évidence l'importance des visites médicales régulières et ce à quoi vous pouvez vous attendre lors de ces consultations. Nous soulignerons également l'importance de la surveillance continue de vos niveaux de cholestérol, de la tension artérielle et d'autres facteurs de risque cardiovasculaire.

Le Rôle des Groupes de Soutien et des Associations pour les Patients Atteints d'HF

Enfin, nous explorerons le rôle précieux des groupes de soutien et des associations pour les patients atteints d'HF. Ces ressources offrent un soutien émotionnel, des informations pratiques et la possibilité de partager des expériences avec d'autres personnes vivant la même condition. Nous examinerons comment vous pouvez tirer parti de ces réseaux de soutien pour mieux gérer l'HF et améliorer votre qualité de vie.

Ce chapitre est conçu pour vous aider à comprendre les options thérapeutiques disponibles et à vous guider dans la gestion quotidienne de l'HF. En travaillant en étroite collaboration avec vos professionnels de la santé et en vous appuyant sur les ressources de soutien, vous pouvez maintenir une bonne santé cardiovasculaire malgré cette condition génétique.

Options Thérapeutiques : Médicaments, Régime Alimentaire et Mode de Vie

Dans ce chapitre, nous aborderons en détail les options thérapeutiques disponibles pour la prise en charge de l'hypercholestérolémie familiale (HF), une condition génétique qui entraîne des taux de cholestérol LDL élevés et un risque accru de maladies cardiovasculaires. La gestion de l'HF repose sur une approche multidisciplinaire qui combine différents aspects du traitement, notamment l'utilisation de médicaments, la modification du régime alimentaire et la mise en place de changements de mode de vie. Dans cette première partie, nous explorerons ces options thérapeutiques de manière approfondie.

Médicaments : Une Arme Cruciale dans la Lutte contre l'HF

Les médicaments jouent un rôle central dans la gestion de l'HF, en particulier pour réduire les niveaux de cholestérol LDL (le "mauvais" cholestérol). Voici quelques-unes des classes de médicaments les plus couramment utilisées pour traiter l'HF :

1. Statines : Les statines sont le traitement de base pour réduire le cholestérol LDL. Elles agissent en inhibant la production de cholestérol dans le foie. Les statines telles que la simvastatine, l'atorvastatine et la rosuvastatine sont souvent prescrites.

2. Inhibiteurs de l'Absorption du Cholestérol : Ces médicaments, tels que l'ézétimibe, réduisent l'absorption du cholestérol dans l'intestin, ce qui contribue à abaisser les niveaux de cholestérol LDL.

3. Autres Médicaments : Dans certains cas, d'autres médicaments, tels que les fibrates ou les résines liantes aux acides biliaires, peuvent être utilisés en complément des statines pour atteindre des niveaux cibles de cholestérol LDL.

Il est essentiel de discuter des options médicamenteuses avec votre professionnel de la santé, qui évaluera vos besoins individuels en fonction de votre profil lipidique et de votre état de santé général.

Régime Alimentaire : La Base de la Gestion de l'HF

Le régime alimentaire joue un rôle fondamental dans la gestion de l'HF. Les choix alimentaires peuvent avoir un impact significatif sur les niveaux de cholestérol et sur la santé cardiovasculaire en général. Voici quelques principes clés à suivre :

1. Réduire les Graisses Saturées et le Cholestérol : Limitez la consommation d'aliments riches en graisses saturées, comme les viandes grasses et les produits laitiers entiers, ainsi que les aliments riches en cholestérol, comme les œufs.

2. Opter pour les Graisses Saines : Les graisses insaturées, présentes dans les avocats, les noix, les graines et l'huile d'olive, sont bénéfiques pour la santé cardiovasculaire.

3. Augmenter la Consommation de Fruits et de Légumes : Les fruits et les légumes sont riches en fibres, en antioxydants et en nutriments essentiels.

4. Éviter les Sucres Ajoutés et les Aliments Transformés : Réduisez la consommation de sucres ajoutés et d'aliments transformés, qui peuvent contribuer à la prise de poids et aux problèmes cardiovasculaires.

5. Suivre les Recommandations Médicales : Consultez un nutritionniste ou un diététicien pour élaborer un plan alimentaire adapté à votre condition et suivez les recommandations médicales.

Mode de Vie : L'Engagement pour une Meilleure Santé

Outre les médicaments et le régime alimentaire, le mode de vie joue un rôle clé dans la gestion de l'HF. Les choix de mode de vie peuvent avoir un impact significatif sur la santé cardiovasculaire. Voici quelques points à considérer :

1. L'Activité Physique : L'exercice régulier contribue à abaisser les niveaux de cholestérol LDL et à renforcer le cœur. Il est essentiel d'adopter un programme d'exercice adapté à ses capacités et de le maintenir sur le long terme.

2. Gestion du Stress : La gestion du stress peut réduire le risque de complications cardiovasculaires. Les techniques de relaxation, comme la méditation et la respiration profonde, peuvent être utiles.

3. Éviter le Tabac : Si vous fumez, il est essentiel de cesser de fumer, car le tabagisme est un facteur de risque majeur pour les maladies cardiovasculaires.

4. Gestion du Poids : Maintenir un poids santé est important pour la santé cardiovasculaire. Une alimentation équilibrée et une activité physique régulière peuvent aider à atteindre et à maintenir un poids optimal.

En conclusion, la gestion de l'HF repose sur un ensemble d'options thérapeutiques, notamment les médicaments, les modifications du régime alimentaire et du mode de vie. Travailler en étroite collaboration avec votre équipe de soins de santé et suivre les recommandations médicales peut vous aider à maintenir des niveaux de cholestérol sains et à réduire le risque de maladies cardiovasculaires. Dans les sections suivantes de ce chapitre, nous explorerons en détail chacune de ces approches thérapeutiques pour vous fournir les informations nécessaires à une gestion efficace de l'HF.

Chapitre 4 : Traitement et Gestion de l'Hypercholestérolémie Familiale

Suivi Médical Régulier : Importance des Visites chez le Spécialiste

Dans cette deuxième partie du chapitre, nous allons explorer l'importance cruciale du suivi médical régulier pour les personnes atteintes d'hypercholestérolémie familiale (HF). Les visites chez le spécialiste, telles que le lipidologue ou le cardiologue, jouent un rôle central dans la gestion de l'HF et dans la prévention des complications cardiovasculaires graves.

La Surveillance des Niveaux de Cholestérol

Le suivi médical régulier permet de surveiller en permanence les niveaux de cholestérol chez les personnes atteintes d'HF. Il est essentiel de maintenir un cholestérol LDL (le "mauvais" cholestérol) à des niveaux bas pour réduire le risque de dépôt de plaques d'athérosclérose et de maladies cardiovasculaires. Lors des visites chez le spécialiste, des prises de sang régulières sont effectuées pour évaluer les taux de cholestérol et adapter le traitement en conséquence.

L'Évaluation des Facteurs de Risque Cardiovasculaire

Outre le suivi des niveaux de cholestérol, les spécialistes évaluent également d'autres facteurs de risque cardiovasculaire lors des consultations régulières. Cela comprend la mesure de la tension artérielle, le suivi du poids et de l'indice de masse corporelle (IMC), ainsi que l'évaluation des antécédents familiaux et personnels de maladies cardiovasculaires.

L'ensemble de ces informations permet au spécialiste de mieux évaluer le risque global de maladies cardiovasculaires chez une personne atteinte d'HF. En fonction de cette évaluation, des ajustements au traitement ou aux recommandations en matière de mode de vie peuvent être proposés pour réduire le risque.

L'Optimisation du Traitement Médicamenteux

Les visites chez le spécialiste sont également l'occasion d'optimiser le traitement médicamenteux. Les médicaments utilisés pour gérer l'HF peuvent être adaptés en fonction des besoins individuels. Cela peut inclure des ajustements de la posologie, le changement de médicaments ou l'ajout de nouveaux médicaments pour atteindre les objectifs de réduction du cholestérol LDL.

L'Éducation et le Soutien Personnalisé

Les spécialistes jouent un rôle essentiel dans l'éducation des patients atteints d'HF. Ils fournissent des informations détaillées sur la condition, les médicaments et les modifications du mode de vie nécessaires pour maintenir une bonne santé cardiovasculaire. Ils sont également disponibles pour répondre aux questions et aux préoccupations des patients.

L'Importance de la Cohérence

Pour que le suivi médical régulier soit efficace, il est essentiel de le maintenir de manière cohérente. Le respect des rendez-vous chez le spécialiste et la réalisation des tests de dépistage recommandés sont des éléments clés pour assurer une gestion optimale de l'HF. Le suivi doit être continu tout au long de la vie, car l'HF est une condition génétique qui persiste.

En conclusion, les visites chez le spécialiste jouent un rôle central dans la gestion de l'HF. Elles permettent de surveiller les niveaux de cholestérol, d'évaluer les facteurs de risque cardiovasculaire, d'optimiser le traitement médicamenteux, d'offrir une éducation personnalisée et de soutenir les patients dans leur parcours de prise en charge. Pour les personnes atteintes d'HF, maintenir un suivi médical régulier est essentiel pour réduire le risque de complications cardiovasculaires graves et maintenir une bonne qualité de vie.

Chapitre 4 : Traitement et Gestion de l'Hypercholestérolémie Familiale

Le Rôle des Groupes de Soutien et des Associations pour les Patients Atteints d'HF

Dans cette dernière partie du chapitre, nous allons explorer le rôle crucial des groupes de soutien et des associations pour les patients atteints d'hypercholestérolémie familiale (HF). Ces ressources offrent un soutien essentiel sur le plan émotionnel, des informations pratiques et la possibilité de partager des expériences avec d'autres personnes vivant la même condition.

Le Pouvoir du Soutien Social

Lorsque vous êtes atteint d'HF, il est normal de ressentir de l'incertitude, de la peur et de l'anxiété. Les groupes de soutien et les associations offrent un espace où vous pouvez partager ces émotions en toute confiance. Le simple fait de savoir que vous n'êtes pas seul dans votre parcours peut être réconfortant. Vous pouvez échanger des histoires, des conseils et des stratégies avec d'autres personnes qui comprennent vos défis.

L'Accès à des Informations Précieuses

Les groupes de soutien et les associations pour les patients atteints d'HF sont souvent reliés à des professionnels de la santé spécialisés dans la lipidologie et la cardiologie. Cela signifie que vous avez accès à des informations actualisées et précieuses sur la gestion de l'HF. Vous pouvez en apprendre davantage sur les dernières avancées en matière de traitement, les recommandations nutritionnelles et les techniques de gestion du stress.

L'Encouragement à l'Autonomie

Participer à un groupe de soutien ou à une association peut vous encourager à prendre un rôle actif dans la gestion de votre propre santé. Vous pouvez apprendre à poser des questions à vos professionnels de la santé, à comprendre vos options de traitement et à prendre des décisions éclairées. Cela renforce votre autonomie en tant que patient atteint d'HF.

Le plaidoyer et l'Éducation Publique

Les associations pour les patients atteints d'HF jouent souvent un rôle actif dans l' plaidoyer et l'éducation du public. Elles s'efforcent d'accroître la sensibilisation à l'HF, de promouvoir la recherche sur la condition et de plaider en faveur de meilleures ressources et de meilleures politiques de santé. En vous impliquant dans ces initiatives, vous pouvez contribuer à améliorer la prise en charge de l'HF pour vous-même et pour d'autres personnes atteintes de cette condition.

Trouver un Groupe de Soutien ou une Association

Si vous êtes intéressé par la recherche d'un groupe de soutien ou d'une association pour les patients atteints d'HF, commencez par parler à votre professionnel de la santé. Ils peuvent vous orienter vers des ressources locales ou en ligne. De plus, de nombreuses associations ont des sites web et des forums en ligne où vous pouvez vous connecter avec d'autres personnes atteintes d'HF, quelle que soit votre localisation.

En conclusion, les groupes de soutien et les associations pour les patients atteints d'hypercholestérolémie familiale sont des ressources inestimables pour ceux qui vivent avec cette condition génétique. Ils offrent un soutien émotionnel, des informations pratiques et la possibilité de contribuer à l'amélioration de la prise en charge de l'HF à l'échelle mondiale. En tirant parti de ces ressources, vous pouvez renforcer votre capacité à gérer l'HF et à vivre une vie épanouissante malgré cette condition.

Chapitre 5 : Prévention des Complications

Dans ce cinquième chapitre, nous nous pencherons sur un aspect essentiel de la gestion de l'hypercholestérolémie familiale (HF) : la prévention des complications. L'HF est une condition génétique qui se caractérise par des taux élevés de cholestérol LDL (le "mauvais" cholestérol), ce qui augmente considérablement le risque de développer des maladies cardiovasculaires, des accidents vasculaires cérébraux (AVC) et d'autres problèmes de santé graves. La prévention des complications à long terme est donc une priorité majeure pour les personnes atteintes d'HF.

Les Risques Associés à l'HF

Comprendre les risques associés à l'HF est la première étape cruciale dans la prévention des complications. Les personnes atteintes d'HF ont un risque nettement plus élevé de :

1. Maladies Cardiovasculaires : L'accumulation de plaques d'athérosclérose dans les artères augmente le risque de cardiopathie coronarienne, d'angine de poitrine, d'infarctus du myocarde et d'autres problèmes cardiaques.

2. Accidents Vasculaires Cérébraux (AVC) : Les plaques d'athérosclérose peuvent également obstruer les artères cérébrales, augmentant ainsi le risque d'AVC.

3. Maladies Vasculaires Périphériques : L'athérosclérose peut entraîner un rétrécissement des artères dans les jambes, provoquant des douleurs et des problèmes de circulation.

4. Maladies Cardiaques Congénitales : Les personnes atteintes d'HF peuvent présenter des anomalies cardiaques congénitales, telles que des valvulopathies aortiques, qui nécessitent une attention particulière.

Stratégies pour Minimiser les Complications à Long Terme

Ce chapitre explorera en détail les stratégies qui peuvent être mises en place pour minimiser les complications à long terme de l'HF. Nous aborderons :

1. La Gestion du Cholestérol : Nous discuterons des approches médicamenteuses et des modifications du régime alimentaire qui peuvent aider à maintenir des niveaux de cholestérol LDL dans une fourchette saine.

2. La Prise en Charge des Facteurs de Risque : Outre le cholestérol élevé, nous examinerons d'autres facteurs de risque cardiovasculaire, tels que l'hypertension artérielle, le tabagisme et le diabète, et comment les gérer.

3. La Prévention des AVC : Nous discuterons des mesures spécifiques pour réduire le risque d'AVC, notamment le contrôle de la tension artérielle et la gestion des facteurs de risque.

4. L'Activité Physique et la Gestion du Stress : Nous aborderons l'importance de l'exercice régulier et de la gestion du stress pour la santé cardiovasculaire.

L'Importance de la Prévention chez les Membres de la Famille

Enfin, nous soulignerons l'importance de la prévention chez les membres de la famille des personnes atteintes d'HF. Étant donné que l'HF est souvent héréditaire, les membres de la famille sont susceptibles de partager le même risque génétique. Nous discuterons des mesures que les familles peuvent prendre collectivement pour réduire le risque de complications cardiovasculaires.

La prévention des complications est un élément clé de la gestion de l'HF, et ce chapitre vous fournira les informations et les outils nécessaires pour prendre des mesures proactives pour votre santé et celle de votre famille. En travaillant en étroite collaboration avec votre équipe de soins de santé et en suivant les recommandations médicales, vous pouvez réduire de manière significative le risque de complications à long terme et mener une vie épanouissante malgré cette condition génétique.

Chapitre 5 : Prévention des Complications

Les Risques Associés à l'Hypercholestérolémie Familiale (HF) : Maladies Cardiovasculaires, Accidents Vasculaires Cérébraux, etc...

Dans ce chapitre consacré à la prévention des complications de l'hypercholestérolémie familiale (HF), nous allons aborder en profondeur les risques significatifs qui sont associés à cette condition génétique. L'HF se caractérise par des taux élevés de cholestérol LDL (le "mauvais" cholestérol), ce qui expose les individus atteints à un risque accru de développer un large éventail de complications graves pour leur santé cardiovasculaire.

Maladies Cardiovasculaires : Le Risque Principal

L'un des risques majeurs associés à l'HF est le développement de maladies cardiovasculaires. Les taux élevés de cholestérol LDL favorisent l'accumulation de plaques d'athérosclérose dans les artères, un processus qui peut progresser lentement sur de nombreuses années. Ces plaques peuvent réduire le flux sanguin vers le cœur, ce qui peut entraîner divers problèmes cardiaques, notamment :

1. Cardiopathie Coronarienne : Une accumulation de plaques dans les artères coronaires peut provoquer une diminution de l'apport sanguin au muscle cardiaque, pouvant entraîner une angine de poitrine (douleur thoracique) ou un infarctus du myocarde (crise cardiaque).

2. Insuffisance Cardiaque : La progression de l'athérosclérose peut affaiblir le muscle cardiaque, entraînant une insuffisance cardiaque congestive, une condition dans laquelle le cœur ne peut pas pomper efficacement le sang.

3. Troubles du Rythme Cardiaque : L'athérosclérose peut également affecter le système électrique du cœur, augmentant le risque de troubles du rythme cardiaque potentiellement graves.

4. Autres Problèmes Cardiaques : Les personnes atteintes d'HF peuvent présenter d'autres problèmes cardiaques tels que des valvulopathies aortiques, des anomalies cardiaques congénitales et d'autres conditions qui nécessitent une attention particulière.

Accidents Vasculaires Cérébraux (AVC) : Le Risque Neurologique

Outre les maladies cardiovasculaires, les personnes atteintes d'HF sont également exposées à un risque accru d'accidents vasculaires cérébraux (AVC). Les plaques d'athérosclérose peuvent obstruer les artères cérébrales, réduisant ainsi l'apport sanguin au cerveau. Cela peut entraîner des AVC, qui peuvent avoir des conséquences graves sur la fonction cérébrale et la qualité de vie.

Autres Complications Vasculaires et Cardiaques

Outre les maladies cardiovasculaires et les AVC, l'HF peut également être associée à d'autres complications vasculaires et cardiaques, notamment des problèmes de circulation périphérique, des troubles de la vision liés à l'athérosclérose des artères de l'œil, et des anomalies cardiaques congénitales chez certains individus atteints.

La compréhension de ces risques est essentielle pour aborder de manière proactive la gestion de l'HF et la prévention des complications. Dans les sections suivantes de ce chapitre, nous explorerons les stratégies spécifiques que vous pouvez mettre en œuvre pour minimiser ces risques, notamment la gestion du cholestérol, la prise en charge des facteurs de risque, et la promotion d'un mode de vie sain.

Chapitre 5 : Prévention des Complications

Stratégies pour Minimiser les Complications à Long Terme

Dans cette première partie du chapitre dédié à la prévention des complications de l'hypercholestérolémie familiale (HF), nous explorerons en détail les stratégies essentielles pour minimiser les complications à long terme de cette condition génétique. L'HF est associée à un risque significatif de maladies cardiovasculaires, d'accidents vasculaires cérébraux (AVC) et d'autres problèmes de santé graves. Pourtant, il est important de noter que la prise en charge appropriée de l'HF peut réduire considérablement ces risques.

La Gestion du Cholestérol : Pilier de la Prévention

La gestion efficace du cholestérol est fondamentale pour minimiser les complications à long terme de l'HF. Le cholestérol LDL élevé est un facteur de risque majeur de maladies cardiovasculaires, et il est essentiel de maintenir ces niveaux à un seuil sûr. Voici quelques éléments clés de la gestion du cholestérol chez les personnes atteintes d'HF :

1. Médicaments Hypolipémiants : Les médicaments, tels que les statines et les inhibiteurs de l'absorption du cholestérol, sont souvent prescrits pour abaisser les niveaux de cholestérol LDL à des valeurs cibles.

2. Régime Alimentaire : L'adoption d'un régime alimentaire pauvre en graisses saturées et en cholestérol est cruciale. La réduction de la consommation de viandes grasses, de produits laitiers entiers, d'œufs et d'aliments transformés peut aider à maintenir des niveaux de cholestérol sains.

3. Consultation d'un Nutritionniste : Travailler avec un nutritionniste ou un diététicien peut aider à élaborer un plan alimentaire personnalisé en fonction des besoins individuels.

4. Suivi Régulier des Niveaux de Cholestérol : Des analyses de sang régulières permettent de surveiller les taux de cholestérol et d'ajuster le traitement si nécessaire.

La Prise en Charge des Facteurs de Risque Supplémentaires

Outre la gestion du cholestérol, il est essentiel de prendre en charge d'autres facteurs de risque cardiovasculaire. Les personnes atteintes d'HF ont souvent un risque accru de :

1. Hypertension Artérielle : La surveillance et le contrôle de la tension artérielle sont cruciaux pour réduire le risque de complications cardiovasculaires.

2. Diabète : Si le diabète est présent, une gestion efficace de la glycémie est nécessaire.

3. Tabagisme : Le tabagisme est un facteur de risque majeur pour les maladies cardiovasculaires, et l'arrêt du tabac est vivement recommandé.

4. Obésité : Maintenir un poids corporel sain est important pour la santé cardiovasculaire.

La Promotion d'un Mode de Vie Sain

En plus de la gestion médicamenteuse et de la prise en charge des facteurs de risque, la promotion d'un mode de vie sain est essentielle pour minimiser les complications à long terme de l'HF. Cela inclut :

1. L'Activité Physique : L'exercice régulier renforce le cœur, améliore la circulation et contribue à la gestion du poids.

2. La Gestion du Stress : La réduction du stress peut jouer un rôle important dans la prévention des complications cardiovasculaires.

3. La Réduction de la Consommation d'Alcool : La consommation modérée d'alcool est recommandée, voire l'abstinence totale dans certains cas.

4. Le Soutien Social : Le soutien de la famille et des amis peut aider à maintenir un mode de vie sain.

En conclusion, minimiser les complications à long terme de l'HF nécessite une approche globale qui comprend la gestion du cholestérol, la prise en charge des facteurs de risque, et la promotion d'un mode de vie sain. Travailler en étroite collaboration avec une équipe de soins de santé spécialisée et suivre les recommandations médicales peut réduire considérablement le risque de complications cardiovasculaires et permettre aux personnes atteintes d'HF de mener une vie épanouissante et en bonne santé.

L'Importance de la Prévention chez les Membres de la Famille

Dans cette dernière partie du chapitre consacré à la prévention des complications de l'hypercholestérolémie familiale (HF), nous allons explorer un aspect crucial de la gestion de cette condition génétique : l'importance de la prévention chez les membres de la famille. L'HF est une condition héréditaire, ce qui signifie que les membres de la famille partagent le même risque génétique élevé de développer un cholestérol LDL élevé et les complications qui en découlent. Par conséquent, la sensibilisation et la prévention au sein de la famille sont essentielles.

La Transmission Génétique de l'HF

L'HF est principalement causée par des mutations génétiques qui affectent la façon dont le cholestérol LDL est métabolisé dans le corps. Si un parent est atteint d'HF, il y a une probabilité significative que ses enfants héritent de la même mutation génétique. Cela signifie que les membres de la famille, en particulier les frères et sœurs et les enfants, présentent un risque élevé de développer également l'HF.

Le Dépistage Précoce : Une Approche Cruciale

Le dépistage précoce de l'HF au sein de la famille est essentiel pour identifier les individus à risque dès leur plus jeune âge. Plus tôt l'HF est diagnostiquée, plus tôt des mesures de prévention et de gestion peuvent être mises en place pour réduire le risque de complications à long terme. Le dépistage peut inclure des analyses de sang pour évaluer les niveaux de cholestérol LDL, ainsi que la recherche de mutations génétiques spécifiques associées à l'HF.

L'Éducation et la Sensibilisation

L'éducation et la sensibilisation sont des composantes clés de la prévention chez les membres de la famille. Il est important que les personnes atteintes d'HF et leur famille comprennent la condition, ses risques et les mesures préventives nécessaires. Cela peut inclure des discussions avec un conseiller génétique pour expliquer la transmission génétique et les implications pour la famille.

Les Stratégies de Prévention chez les Membres de la Famille

Une fois qu'un membre de la famille est diagnostiqué avec l'HF, il est essentiel d'adopter des stratégies de prévention pour réduire le risque de complications chez les autres membres de la famille. Ces stratégies peuvent inclure :

1. Le Dépistage Régulier : Les membres de la famille à risque devraient subir des contrôles réguliers des niveaux de cholestérol LDL et d'autres facteurs de risque cardiovasculaire.

2. Le Suivi Médical : Les enfants atteints d'HF devraient être suivis par des spécialistes en pédiatrie et en lipidologie pour une gestion précoce et appropriée.

3. Les Modifications du Mode de Vie : Les membres de la famille à risque devraient être encouragés à adopter un mode de vie sain, y compris une alimentation équilibrée et une activité physique régulière.

4. La Gestion du Cholestérol : Si des niveaux élevés de cholestérol LDL sont détectés, des médicaments ou d'autres interventions peuvent être recommandés.

5. L'Éducation Continue : La famille doit rester informée des dernières avancées en matière de prévention et de gestion de l'HF.

En conclusion, la prévention chez les membres de la famille est un aspect essentiel de la gestion de l'hypercholestérolémie familiale. En identifiant et en prenant en charge précocement les individus à risque, en fournissant une éducation continue et en promouvant un mode de vie sain, il est possible de réduire considérablement le fardeau de l'HF au sein de la famille. Cette approche proactive peut contribuer à préserver la santé cardiovasculaire des membres de la famille et à améliorer leur qualité de vie.

Chapitre 6 : Espoir et Qualité de Vie

Dans ce sixième chapitre, nous aborderons un aspect essentiel de la gestion de l'hypercholestérolémie familiale (HF) : l'espoir et la qualité de vie. Alors que l'HF peut présenter des défis importants sur le plan médical et émotionnel, il est important de rappeler que de nombreuses personnes vivent bien avec cette condition génétique. Ce chapitre mettra en lumière les témoignages de patients qui ont surmonté les obstacles et qui mènent une vie épanouissante malgré l'HF. Nous examinerons également comment l'optimisme et l'espoir peuvent être des moteurs puissants de la gestion de l'HF, et nous fournirons des conseils pratiques pour maintenir une bonne qualité de vie tout en faisant face à la maladie.

Témoignages de Patients Vivant Bien avec l'HF

Les histoires de réussite et les témoignages de patients sont une source d'inspiration et d'encouragement pour ceux qui vivent avec l'HF. Nous entendrons des récits de personnes atteintes d'HF qui ont trouvé des moyens de gérer la maladie tout en continuant à vivre une vie riche et significative. Ces témoignages illustreront la diversité des parcours et des expériences, montrant qu'il est possible de prospérer malgré les défis de l'HF.

L'Optimisme et l'Espoir comme Moteurs de la Gestion de l'HF

L'optimisme et l'espoir jouent un rôle crucial dans la gestion de l'HF. Ils alimentent la motivation pour suivre un traitement, adopter un mode de vie sain et continuer à s'engager dans la vie de manière positive. Nous explorerons comment cultiver ces sentiments peut avoir un impact positif sur la qualité de vie des personnes atteintes d'HF, en les aidant à surmonter les moments difficiles et à rester résolument orientées vers un avenir meilleur.

Conseils pour Maintenir une Bonne Qualité de Vie Malgré la Maladie

Enfin, ce chapitre fournira des conseils pratiques pour maintenir une bonne qualité de vie tout en faisant face à l'HF. Ces conseils couvriront divers aspects de la vie quotidienne, notamment la gestion du stress, la promotion de la santé mentale, la création d'un réseau de soutien, et la recherche de l'équilibre entre les soins de santé et la vie personnelle. L'objectif est d'aider les personnes atteintes d'HF à vivre pleinement, en dépit de la maladie, et à embrasser un avenir empreint d'espoir et de possibilités.

Ce chapitre incarne l'esprit de résilience et d'optimisme qui peut inspirer ceux qui sont touchés par l'HF. Il rappelle que, même face à une condition génétique complexe, il est possible de vivre une vie épanouissante et d'entrevoir un avenir rempli d'espoir et de qualité de vie.

Chapitre 6 : Espoir et Qualité de Vie

Témoignages de Patients Vivant Bien avec l'HF

Dans cette première partie du chapitre dédié à l'espoir et à la qualité de vie pour les personnes atteintes d'hypercholestérolémie familiale (HF), nous allons mettre en lumière des témoignages de patients qui ont su faire face à cette condition génétique tout en menant une vie riche et épanouissante. Ces récits de vie illustrent que, malgré les défis posés par l'HF, il est possible de vivre avec détermination et de cultiver un sentiment de bien-être.

Diversité des Parcours, Un Message d'Espoir

Les témoignages de patients sont aussi variés que les individus eux-mêmes, reflétant la diversité des expériences et des parcours. Parmi ces témoignages, vous découvrirez peut-être des similitudes avec votre propre histoire ou celle de votre proche, ou encore vous serez inspiré par des récits de résilience et de réussite qui vous donneront l'espoir que vous pouvez surmonter les défis de l'HF.

La Détermination Face à l'Adversité

Les personnes atteintes d'HF qui partagent leurs expériences mettent en avant leur détermination face à l'adversité. Ils ont appris à gérer leur condition, à suivre un traitement, à adopter un mode de vie sain et à maintenir une attitude positive malgré les défis. Leurs récits rappellent que la force intérieure et la résilience peuvent être des ressources puissantes pour vivre bien avec l'HF.

L'Importance de la Sensibilisation et du Soutien

Ces témoignages soulignent également l'importance de la sensibilisation et du soutien. De nombreuses personnes atteintes d'HF ont trouvé un réseau de soutien au sein de la communauté des patients, dans leurs proches et grâce à des professionnels de la santé. Ces réseaux ont joué un rôle clé dans leur parcours de gestion de la maladie.

La Vision d'un Avenir Positif

En partageant leurs témoignages, ces patients transmettent un message d'espoir aux autres touchés par l'HF. Ils montrent qu'il est possible de vivre une vie épanouissante malgré la maladie, de poursuivre ses rêves et de travailler vers un avenir positif. Leurs expériences mettent en lumière la capacité humaine à s'adapter, à trouver des solutions et à vivre pleinement, quel que soit le défi.

En conclusion, les témoignages de patients vivant bien avec l'HF nous rappellent que l'espoir et la qualité de vie sont des objectifs réalisables. Ces récits de vie inspirants sont une source de motivation et d'encouragement pour tous ceux qui sont touchés par cette condition génétique, montrant que l'HF ne définit pas une personne, mais que celle-ci peut façonner sa propre vie malgré la maladie.

Chapitre 6 : Espoir et Qualité de Vie

L'Optimisme et l'Espoir comme Moteurs de la Gestion de l'HF

Dans cette deuxième partie du chapitre consacrée à l'espoir et à la qualité de vie pour les personnes atteintes d'hypercholestérolémie familiale (HF), nous explorons le rôle vital que jouent l'optimisme et l'espoir dans la gestion de cette condition génétique complexe. L'HF peut être une charge lourde à porter, mais en cultivant des émotions positives et un état d'esprit optimiste, les individus atteints d'HF peuvent non seulement améliorer leur qualité de vie, mais aussi mieux gérer leur santé.

Comprendre le Pouvoir de l'Optimisme

L'optimisme est une perspective positive sur la vie, caractérisée par la croyance en des résultats favorables et la capacité à voir les défis comme des opportunités de croissance. Pour les personnes atteintes d'HF, l'optimisme peut jouer un rôle déterminant dans leur attitude envers la maladie et leur engagement envers la gestion de celle-ci. Voici comment l'optimisme peut être un moteur de la gestion de l'HF :

1. Motivation à Suivre un Traitement : Les individus optimistes sont plus susceptibles de rester fidèles à leur traitement, ce qui peut contribuer à maintenir des niveaux de cholestérol sous contrôle et à réduire les risques de complications.

2. Gestion du Stress : L'optimisme peut aider à réduire le stress, qui est souvent exacerbé par les préoccupations liées à l'HF. Une attitude positive peut améliorer la résilience au stress.

3. Meilleure Adhésion au Mode de Vie : Les personnes optimistes ont tendance à adopter un mode de vie plus sain, y compris une alimentation équilibrée et l'exercice physique, ce qui contribue à la gestion de l'HF.

Cultiver l'Espoir Face à l'HF

L'espoir est une force motrice qui incite les individus à persévérer malgré les obstacles. Face à une maladie chronique comme l'HF, cultiver l'espoir peut être un facteur clé de résilience. Voici comment l'espoir peut être un moteur de la gestion de l'HF :

1. Vision d'un Avenir Meilleur : L'espoir encourage la vision d'un avenir meilleur malgré les défis présents. Les personnes atteintes d'HF peuvent maintenir un cap positif en ayant foi en des améliorations continues de leur santé.

2. Objectifs Réalistes : L'espoir aide à définir des objectifs réalistes pour la gestion de l'HF. En fixant des étapes atteignables, les individus peuvent se sentir plus confiants dans leur capacité à gérer la maladie.

3. Soutien et Ressources : L'espoir peut les inciter à rechercher activement des ressources, à établir des relations de soutien et à s'engager dans leur propre santé.

Promouvoir l'Optimisme et l'Espoir

La promotion de l'optimisme et de l'espoir chez les personnes atteintes d'HF peut être réalisée par le biais de diverses stratégies, notamment :

1. Éducation : Fournir des informations complètes sur l'HF, ses traitements et ses possibilités de gestion peut aider à réduire l'anxiété et à encourager l'optimisme.

2. Soutien Psychologique : Le counseling et le soutien psychologique peuvent aider les individus à gérer leurs émotions et à cultiver un état d'esprit plus positif.

3. Gestion du Stress : L'apprentissage de techniques de gestion du stress, telles que la méditation et la relaxation, peut favoriser un état d'esprit optimiste.

4. Communauté : le partage d'expériences avec d'autres personnes atteintes d'HF, peut créer un sentiment de communauté et d'entraide, renforçant ainsi l'espoir

En conclusion, l'optimisme et l'espoir sont des moteurs puissants de la gestion de l'hypercholestérolémie familiale. Cultiver une attitude positive peut, non seulement améliorer la qualité de vie, mais aussi contribuer à une meilleure gestion de la santé chez les personnes atteintes d'HF.

Conseils pour Maintenir une Bonne Qualité de Vie Malgré la Maladie

Dans cette dernière partie du chapitre consacrée à l'espoir et à la qualité de vie pour les personnes atteintes d'hypercholestérolémie familiale (HF), nous examinerons des conseils pratiques pour maintenir une bonne qualité de vie tout en faisant face à la maladie. L'HF peut présenter des défis, mais avec une approche proactive et des ajustements appropriés, il est possible de mener une vie épanouissante.

Gestion du Stress et de l'Anxiété

La gestion du stress et de l'anxiété est essentielle pour maintenir une bonne qualité de vie avec l'HF. Les préoccupations liées à la maladie peuvent entraîner des niveaux élevés de stress, ce qui peut avoir un impact négatif sur la santé cardiovasculaire. Voici quelques conseils pour gérer le stress :

1. Pratique de la Relaxation : La méditation, la respiration profonde et la relaxation musculaire progressive peuvent aider à réduire le stress.

2. Exercice Physique : L'exercice régulier est un excellent moyen de libérer des endorphines, des hormones du bien-être.

3. Soutien Psychologique : Consulter un psychologue ou un conseiller peut fournir des outils pour faire face à l'anxiété.

Promotion de la Santé Mentale

La santé mentale est une composante importante de la qualité de vie. Les personnes atteintes d'HF peuvent éprouver des défis émotionnels, mais il existe des moyens de promouvoir une santé mentale positive :

1. Communication ouverte : Parler de ses émotions et de ses préoccupations avec un ami, un membre de la famille ou un professionnel de la santé peut être libérateur.

2. Développement de la Résilience : Apprendre à s'adapter aux défis et à rebondir après les moments difficiles renforce la santé mentale.

3. Recherche de Soutien Social : Le soutien de la famille, des amis et des groupes de soutien peut être précieux.

Création d'un Équilibre Entre Soin de Soi et Vie Personnelle

Maintenir un équilibre entre les soins de santé et la vie personnelle est essentiel pour une bonne qualité de vie avec l'HF :

1. Planification : Établir un emploi du temps qui inclut des moments pour les soins de santé, l'exercice et le repos, ainsi que du temps pour les loisirs et les activités que l'on aime.

2. Priorisation : Identifiez ce qui est le plus important pour vous et concentrez-vous sur ces aspects de la vie.

3. Définition d'Objectifs Réalistes : Fixez des objectifs réalisables pour éviter de vous sentir submergé.

Recherche de Soutien Médical et de Réseaux de Soutien

Enfin, recherchez un soutien médical régulier et identifiez des réseaux de soutien adaptés à vos besoins. Cela peut inclure :

1. Visites chez le Spécialiste : Assurez-vous de consulter régulièrement votre spécialiste en lipidologie pour un suivi médical adéquat.

2. Participation à des Groupes de Soutien : Les groupes de soutien pour les personnes atteintes d'HF peuvent offrir un espace pour partager des expériences et des conseils.

3. Engagement dans la Communauté : S'impliquer dans des initiatives de sensibilisation à l'HF peut renforcer le sentiment d'appartenance.

En conclusion, maintenir une bonne qualité de vie malgré l'hypercholestérolémie familiale nécessite une approche holistique qui inclut la gestion du stress, la promotion de la santé mentale, la création d'un équilibre entre les soins de santé et la vie personnelle, ainsi que la recherche de soutien médical et de réseaux de soutien. Avec les bonnes stratégies en place, il est possible de vivre une vie riche et épanouissante tout en faisant face à la maladie.
: Le partage d'expériences avec d'autres personnes atteintes d'HF peut créer un sentiment de communauté et d'entraide, renforçant ainsi l'espoir.

En conclusion, l'optimisme et l'espoir sont des moteurs puissants de la gestion de l'hypercholestérolémie familiale. Cultiver une attitude positive peut non seulement améliorer la qualité de vie, mais aussi contribuer à une meilleure gestion de la santé chez les personnes atteintes d'HF.

Chapitre 7 : Ressources et Outils

Dans ce septième chapitre, nous explorerons une composante précieuse pour toute personne vivant avec l'hypercholestérolémie familiale (HF) : les ressources et les outils. La gestion de l'HF peut être facilitée grâce à un accès à des informations fiables, à des conseils pratiques et à des réseaux de soutien. Ce chapitre vous guidera vers des références à des sites web, à des livres et à des organisations qui offrent des informations et du soutien pour mieux comprendre et gérer l'HF. Nous fournirons également des listes de recettes saines, d'exercices adaptés et de ressources en ligne utiles pour aider à maintenir une vie saine malgré la maladie.

Accès à des Informations Fiables

L'accès à des informations fiables est essentiel pour prendre des décisions éclairées en matière de santé. Dans cette section, nous vous fournirons des références à des sites web et à des livres qui sont des sources de confiance pour comprendre l'HF, ses traitements, ses implications génétiques et bien plus encore. Ces ressources vous permettront d'approfondir vos connaissances et de rester informé des dernières avancées dans le domaine.

Réseaux de Soutien et Organisations

L'HF peut être une condition isolante, mais il existe de nombreux réseaux de soutien et organisations dédiées à offrir un soutien émotionnel, éducatif et pratique. Nous vous présenterons des associations et des groupes de patients qui peuvent vous aider à vous connecter avec d'autres personnes atteintes d'HF, à partager des expériences et à obtenir des conseils précieux.

Recettes Saines pour un Mode de Vie Équilibré

Une alimentation équilibrée est cruciale pour la gestion de l'HF. Dans cette section, vous trouverez des listes de recettes saines spécialement conçues pour les personnes atteintes d'HF. Ces recettes délicieuses et nutritives vous aideront à maintenir des niveaux de cholestérol sous contrôle tout en savourant des plats délicieux.

Exercices Adaptés pour la Santé Cardiovasculaire

L'activité physique régulière est un élément clé pour la santé cardiovasculaire. Nous vous fournirons des suggestions d'exercices adaptés pour les personnes atteintes d'HF, qui contribueront à renforcer votre cœur, à améliorer votre forme physique et à maintenir un poids santé.

Ressources en Ligne Utiles

Enfin, nous vous orienterons vers des ressources en ligne utiles, telles que des applications mobiles, des calculatrices de risque cardiovasculaire et des plateformes de sensibilisation à l'HF. Ces ressources sont conçues pour vous fournir des informations pratiques et un soutien continu à portée de main.

Ce chapitre est conçu pour être une boîte à outils précieuse pour toute personne vivant avec l'HF. Il vous permettra d'accéder aux informations nécessaires, de trouver des réseaux de soutien, de cuisiner des repas sains et de maintenir un mode de vie équilibré. Les ressources et les outils présentés ici sont destinés à vous aider à gérer l'HF de manière efficace, éclairée et engageante.

Références à des Sites Web, des Livres et des Organisations qui Offrent des Informations et du Soutien

Dans cette dernière partie du chapitre, nous vous présenterons des références spécifiquement françaises à des sites web, des livres et des organisations qui offrent des informations et du soutien pour les personnes vivant avec l'hypercholestérolémie familiale (HF). Ces ressources peuvent vous aider à mieux comprendre la maladie, à trouver du soutien émotionnel et à accéder à des conseils pratiques pour gérer l'HF au quotidien.

Sites Web en Français :

1. [Fédération Française de Cardiologie] (https://www.fedecardio.org/) : La Fédération Française de Cardiologie propose des informations sur les maladies cardiovasculaires, y compris l'HF, ainsi que des ressources éducatives pour les patients.

2. [Alliance Du Cœur] (https://allianceducoeur.org/) : Cette organisation française dédiée aux maladies cardiovasculaires offre un soutien et des informations utiles pour les personnes atteintes d'HF et leurs familles.

3.[Réseau Cœur et Lipides] (https://coeur-lipides.org/) : Ce réseau réunit des experts et propose des informations détaillées sur les troubles lipidiques, y compris l'HF, ainsi que des ressources pour les patients.

Livres en Français :

1. "Hypercholestérolémie Familiale : Informations Pour les Patients et Leurs Familles" par Jean-François Thébaut : Ce livre offre une compréhension approfondie de l'HF, de son traitement et de sa gestion.

2. "Cholestérol, Mensonges et Propagande" par Michel de Lorgeril : Bien que ce livre ne soit pas spécifiquement sur l'HF, il fournit des informations importantes sur le cholestérol et la santé cardiovasculaire.

Organisations en France :

1. [Association de Lutte Contre l'Hypercholestérolémie Familiale (ALHYF)] (http://www.alhyf.fr/) : ALHYF est une association française dédiée à la sensibilisation à l'HF et au soutien des patients et de leurs familles.

2. [Fédération Française de Cardiologie] (https://www.fedecardio.org/) : En plus de ses ressources en ligne, la Fédération Française de Cardiologie organise des événements et des conférences pour sensibiliser aux maladies cardiovasculaires.

3. [Association Régionale d'Aide aux Insuffisants Cardiaques (ARIC)] (http://www.aric.asso.fr/) : L'ARIC propose un soutien aux personnes atteintes de maladies cardiaques, y compris l'HF, et à leurs proches.

Ces références françaises vous fourniront un point de départ pour trouver des informations fiables et du soutien adapté à votre situation. N'oubliez pas que la gestion de l'HF est un voyage qui peut être facilité par la connaissance, le soutien et la sensibilisation.

Listes de Recettes Saines, d'Exercices Adaptés et de Ressources en Ligne Utiles

Dans cette dernière partie du chapitre, nous vous proposons des références françaises à des recettes saines, à des programmes d'exercices adaptés et à des ressources en ligne qui peuvent vous aider à maintenir une vie saine malgré l'hypercholestérolémie familiale (HF). Ces outils pratiques sont conçus pour vous aider à maintenir des niveaux de cholestérol sous contrôle, à renforcer votre santé cardiovasculaire et à améliorer votre qualité de vie.

Recettes Saines en Français :

1. [Recettes Santé de la Fondation Cœur et Artères] (https://www.coeuretarteres.fr/recettes-sante) : La Fondation Cœur et Artères propose une collection de recettes santé conçues pour favoriser une alimentation équilibrée et réduire les risques cardiovasculaires.

2. [Recettes de Cuisine Santé de l'Association Française des Diabétiques (AFD)] (https://www.afd.asso.fr/) : L'AFD propose une variété de recettes adaptées aux besoins des personnes atteintes de troubles métaboliques, y compris l'HF.

Programmes d'Exercices Adaptés :

1. [Programme Sport Santé de la Fédération Française de Cardiologie] (https://www.fedecardio.org/) : La Fédération Française de Cardiologie propose des conseils d'exercices adaptés pour les personnes atteintes de maladies cardiovasculaires, avec des ressources spécifiques pour les patients.

2. [Sport et Prévention Cardiovasculaire de la Société Française de Cardiologie] (https://www.sfcardio.fr/) : La Société Française de Cardiologie offre des informations sur l'exercice physique et la prévention cardiovasculaire, y compris des recommandations pour les personnes atteintes de maladies cardiaques.

Ressources en Ligne Utiles en Français :

1. [Le Cœur Sur La Main] (https://www.lecoeursurlamain.fr/) : Ce site web propose des informations complètes sur les maladies cardiovasculaires, y compris l'HF, ainsi que des ressources pour les patients et leurs familles.

2. [Diabète, Cholestérol et Nutrition] (https://www.dcnutrition.com/) : Ce site propose des conseils nutritionnels et des informations sur le cholestérol, utiles pour les personnes atteintes d'HF.

3. [Nutrition et Prévention Cardiovasculaire] (https://www.prevention-maladies-cardiovasculaires.fr/) : Ce site offre des informations sur la nutrition et la prévention des maladies cardiovasculaires, avec des conseils spécifiques pour les personnes atteintes de troubles lipidiques.

Ces références françaises vous fournissent des ressources pratiques pour maintenir une alimentation saine, une activité physique régulière et un accès à des informations importantes en ligne. L'utilisation de ces outils peut contribuer à une meilleure gestion de l'HF et à une amélioration de votre qualité de vie. N'oubliez pas que la consultation de professionnels de la santé est importante pour personnaliser votre plan de gestion de l'HF en fonction de vos besoins individuels.

En arrivant à la conclusion de ce livre, nous souhaitons adresser un message d'encouragement et d'espoir à toutes les personnes qui vivent avec l'hypercholestérolémie familiale (HF). Votre voyage pour comprendre, gérer et surmonter cette condition héréditaire peut sembler difficile, mais il est important de rappeler que vous n'êtes pas seul(e). Avec les informations, le soutien et l'engagement appropriés, il est tout à fait possible de vivre une vie épanouissante malgré l'HF.

Un Message d'Encouragement et d'Espoir

Nous comprenons les défis auxquels vous êtes confronté(e), que ce soit sur le plan émotionnel, physique ou même social. Mais nous tenons à vous rappeler que l'espoir est une force puissante. Des millions de personnes vivent avec succès avec l'HF, prenant des mesures pour protéger leur santé cardiovasculaire et vivre une vie riche et épanouissante. Vous pouvez le faire aussi. Chaque jour est une nouvelle opportunité de prendre des décisions positives pour votre bien-être.

L'Importance de la Prise en Charge de l'HF

La prise en charge de l'HF est cruciale pour réduire les risques cardiovasculaires et améliorer votre qualité de vie. Nous avons exploré en détail les aspects de cette prise en charge tout au long de ce livre, des diagnostics précoces à la gestion du stress, de l'alimentation équilibrée à l'exercice régulier, des ressources de soutien à la prévention des complications. Il est essentiel de mettre en pratique ces connaissances et ces compétences pour protéger votre santé.

Appel à l'Autonomie et à la Responsabilité

En fin de compte, la gestion de l'HF repose sur votre engagement personnel. Vous êtes le principal acteur dans votre propre santé. Cela signifie être proactif(ve) dans la recherche d'informations, le suivi médical régulier, le respect d'un régime alimentaire adapté et la pratique d'une activité physique. Cela signifie également être conscient(e) des implications génétiques de l'HF au sein de votre famille et promouvoir la sensibilisation.

Nous vous encourageons à vous entourer de professionnels de la santé compétents, à rechercher un soutien émotionnel auprès de votre entourage et de groupes de soutien, et à faire preuve de patience et de persévérance tout au long de ce voyage.

L'hypercholestérolémie familiale est un défi, mais elle n'est pas insurmontable. Vous avez le pouvoir de prendre en charge votre santé et de vivre une vie épanouissante malgré la maladie. N'oubliez jamais que vous êtes plus fort(e) que l'HF, et que l'espoir, le soutien et l'action peuvent vous conduire vers un avenir plus sain et plus heureux.